AF457459

INFÉCONDITÉ ET STÉRILITÉ

AU POINT DE VUE

DE L'ÉLEVAGE, DE LA MÉDECINE ET DE LA CHIRURGIE

VÉTÉRINAIRES

T 60

INFÉCONDITÉ ET STÉRILITÉ

AU POINT DE VUE

DE L'ÉLEVAGE, DE LA MÉDECINE ET DE LA CHIRURGIE

VÉTÉRINAIRES

Par M. DUPONT (de Bordeaux)

Extrait du RECUEIL DE MÉDECINE VÉTÉRINAIRE

PARIS

TYPOGRAPHIE DE RENOU ET MAULDE

144, RUE DE RIVOLI, 144

1869

INFÉCONDITÉ ET STÉRILITÉ

AU POINT DE VUE

DE L'ÉLEVAGE, DE LA MÉDECINE ET DE LA CHIRURGIE VÉTÉRINAIRES.

Le *Recueil de médecine vétérinaire*, année 1867, renferme une lettre de M. Eléouet sur une des causes de la stérilité chez la jument, et un article critique de M. Colin sur la dilatation artificielle du col de la matrice, considérée comme moyen de remédier à la stérilité.

Ces deux articles ont découvert un des côtés les plus faibles de la pratique et de la science vétérinaires. Il ne se passe pas de jour dans les campagnes, en pays d'élève surtout, où le problème de la fécondité de la vache, de la jument, ne soit posé et résolu, sans profit, par les moyens empiriques les plus vulgaires et les pratiques superstitieuses les plus absurdes. On serait tenté de croire que les vétérinaires modernes n'ont rien étudié, rien appris et presque rien écrit sous ce rapport. Ils en sont réduits, en général, à la formule de MM. André, Eléouet, et aux pratiques ressuscitées des Arabes et exhumées d'Hippocrate. C'est peu et de mauvaise qualité. C'est de l'empirisme pur. Ces pratiques procèdent de théocies mécaniques, brutales, qui accusent l'ignorance absolue de l'anatomie et de la physiologie des organes génitaux. Nous devons leur fermer les portes de notre médecine, et en proscrire sévèrement l'application.

La chirurgie et la médecine modernes nous offrent de meilleurs et de plus sages modèles. La dilatation mécanique du col de la matrice dans la femme est soumise à des règles et à des indications parfaitement déterminées; elle est pratiquée avec des instruments perfectionnés et entièrement appropriés à cet objet. Les méthodes professées dans les chaires de nos Facultés pour le traitement chirurgical et médical de certaines affections de l'utérus et de ses annexes, suivies d'infécondité, trouvent une application fréquente en vétérinaire. Je me suis depuis longtemps inspiré à cette source. Les observations précieuses que j'ai pu recueillir et les succès que j'ai dûs, dans ma longue pratique, à l'étude de la chirurgie et de la thérapeutique dans les maladies de la femme, m'engagent à donner à tous mes confrères l'avis de consulter la bibliographie médicale humaine toutes les fois qu'ils auront des maladies de l'utérus à soigner dans les femelles domestiques. L'occasion en sera fréquente, s'ils apportent dans l'examen de leurs malades une attention soutenue; s'ils prennent le soin de regarder et de palper les organes génitaux ; s'ils veulent se servir enfin du spéculum, qui a rendu tant de services aux médecins de la femme. Il n'y a rien, peut-être, à inventer dans cette voie ; mais vulgariser et étendre la sphère d'application de la science, c'est concourir encore à son perfectionnement; c'est poursuivre un but utile et honorable.

Cette conviction m'a décidé à publier sommairement le résultat de mes observations et de mes études sur la question placée en tête de ce travail. J'espère que mon exemple sera imité, car de nombreuses et intéressantes investigations ont dû être faites sur le même sujet et dans le même ordre d'idées.

§ Ier.

INFÉCONDITÉ. — STÉRILITÉ.

Définition. — Il existe une confusion regrettable dans la valeur et l'acception de ces deux mots. Les auteurs leur accordent la même signification : Raige-Delorme et Littré les appliquent indistinctement. Il y a là, ce me semble, deux expressions s'appliquant à deux ordres de faits bien distincts. La stérilité peut être absolue, permanente; ou accidentelle et temporaire. Dans le premier cas, seulement, les femelles peuvent être qualifiées *stériles*. Dans le second, elle sont *infécondes*. Il arrive fréquemment dans l'espèce humaine, comme dans les espèces animales, qu'une mère soit frappée temporairement de l'incapacité de se reproduire ; qu'elle récupère la faculté assoupie ou interrompue par un traitement local, ou par l'appréciation exacte de conditions pathologiques combattues avec succès. Dira t-on qu'elle a été stérile ? Mais la fécondité a été affirmée par une parturition antérieure ! Et rien ne prouve, en dehors des investigations du médecin, qu'elle n'existe dans toute son intégrité, alors même qu'elle ne s'exerce pas à nouveau. Ceci est évidemment l'*infécondité*.

En vétérinaire, la *stérilité* doit avoir une application spéciale et être réservée pour les femelles qui n'ont jamais été fécondées, quoiqu'elles aient été saillies fréquemment et consacrées d'une manière effective à la reproduction de leur espèce.

Les médecins donnent cette qualification aux femmes qui présentent les trois conditions suivantes : 1° inaptitude au coït ; 2° inaptitude à l'imprégnation ; 3° inaptitude à la germination. Ces trois divisions embrassent toute la série tératologique et pathologique des organes sexuels de la femme.

Ces inaptitudes, d'une application difficile et sans profit dans nos espèces animales, peuvent être simplifiées dans leurs termes généraux. Nous avons dit quelle catégorie de femelles nous proposions de désigner sous le nom de *stériles;* elle comprendra plus particulièrement les anomalies congénitales et tératologiques.

L'*infécondité* embrasserait toutes les lésions anatomiques accidentelles, les maladies aiguës et chroniques de l'utérus et de ses annexes, pouvant entraîner temporairement la perte des facultés de la reproduction; elle pourrait s'appliquer, enfin, à toute la série pathologique des organes génitaux des femelles, ayant porté une ou plusieurs fois, mais momentanément réfractaires aux grandes fonctions de la génération.

§ II.

IMPORTANCE DU SUJET. — DIVISION.

La question de l'infécondité des grandes femelles domestiques a une importance considérable. Sous quelque rapport qu'on l'envisage, elle sollicite l'examen et demande une solution.

Au point de vue agricole, elle touche aux plus grands intérêts. Ce n'est point exagérer d'admettre que la moitié au moins des juments et des vaches consacrées chaque année à la reproduction sont frappées d'infécondité, et font perdre à la propriété rurale des revenus considérables. Cette perte périodique atteint en France les proportions d'un fléau, et pèse lourdement sur la multiplication et sur l'amélioration de nos races. La fortune publique et la défense nationale sont profondément intéressées à son état actuel comme à son avenir.

Au point de vue scientifique, elle a peu occupé jusqu'à ce jour les méditations des hommes spéciaux. A part quelques travaux sur l'hygiène et les haras, la science vétérinaire a gardé un silence presque complet sur cette matière; elle est intimement liée, cependant, à la pathologie et à la chirurgie des organes génitaux de nos grandes femelles, terrain presque vierge, qui attend son historien. Les monographies sur la maladie du coït, sur la vaginite, sur les affections des mamelles; les mémoires et les traités spéciaux sur la distocie vétérinaire sont muets sur les nombreuses maladies qui frappent les organes de la génération dans nos reproductrices. Il faut au vétérinaire, qui veut s'éclairer sur les affections de ce système organique, les secours de la bibliographie médicale humaine, riche en documents nombreux et variés. Notre infériorité sous ce rapport ne saurait être attribuée à l'absence ou à la rareté des maladies de l'utérus et de ses annexes chez la jument et chez la vache. Si l'attention de nos savants praticiens n'a pas été dirigée de ce côté, c'est pour d'autres causes inhérentes à la profession, et qu'il est inutile d'examiner ici. Peut être quelques-uns ont-ils fait comme nous, observant et enseignant autour d'eux, attendant un moment opportun ou des loisirs indispensables pour publier dans un livre ou dans un journal, ce qu'une longue expérience seule leur avait appris sur cet ordre d'affections.

Au point de vue de l'élevage, ce problème de la fécondité a soulevé dans tous les temps les plus vives et les plus pressantes réclamations de la part des intéressés. Les agriculteurs et les poètes ont formulé des plaintes, étudié les causes, donné et mis en pratique des conseils plus ou moins sages pour assurer la fécondité des femelles domestiques. Dans son livre des *Géorgiques*, Virgile étudie l'influence de l'embonpoint et de l'âge sur les facultés génésiques, et donne, dans des vers admirables, des avis rationnels, qui étaient suivis, de son temps, par les éleveurs romains.

Aujourd'hui, on se borne à relever, chaque année, les cas d'infécondité et de stérilité, critiquant avec amertume l'administration des haras et les propriétaires d'étalons de toute espèce, sans attribuer une part d'influence aux femelles, sans chercher des moyens de remédier au mal et, le plus souvent, sans provoquer l'intervention des hommes spéciaux, capables de prêter un utile concours pour le combattre et en diminuer la gravité.

Dans la médecine humaine, les questions d'infécondité et de stérilité ont été confondues. Etudiées à toutes les époques par les meilleurs esprits, elles sont encore aujourd'hui, pour les plus savants, pleines d'embarras et d'incertitude. La majeure partie des ouvrages publiés sur ce sujet effleurent à peine ce qui est du domaine de la médecine et de la chirurgie. Les livres dans lesquels elles ont été abordées se distinguent surtout par un certain cachet de mystère et par une curiosité de mauvais goût. Ils n'offrent aux vétérinaires que des enseignements sans application directe comme sans profit.

Il ne me parait pas utile, dans un travail comme le nôtre, de traiter ce vaste sujet sous toutes ses faces. Je négligerai tout ce qui ne se rattache pas directement aux sciences médicales et qui ne présente, pour l'agriculteur, l'éleveur ou le vétérinaire, aucun côté intéressant et pratique.

Je dirai peu de chose sur la stérilité des femelles par anomalie congénitale ou tératologique. L'élevage est devenu, de nos jours, une industrie si importante, que les hommes qui s'y livrent doivent y apporter les notions les plus saines en zootechnie et une sollicitude sévère. Aucun d'eux ne peut se soustraire, par conséquent, au devoir d'examiner attentivement, au point de vue des formes extérieures, les organes génitaux des mères et des élèves destinés à la reproduction. On trouve rarement, dans les troupeaux importants, des femelles adultes dont les organes sexuels présentent quelques anomalies. En pareille matière, la négligence et l'ignorance sont chèrement expiées. Cependant, on rencontre quelques formes anormales dont la gravité a été généralement méconnue. J'appellerai et fixerai principalement l'attention sur ces accidents organiques, qui entraînent presque toujours la stérilité. Je ne parlerai pas des lésions qui ont leur siége dans les trompes de Fallope, les ovaires, dans quelques unes des parties de l'utérus; car elles ne peuvent être révélées que par l'autopsie, et elles sont au-dessus de toutes les ressources de la science.

J'aborderai ensuite la question d'infécondité accidentelle. J'étudierai les affections les plus fréquentes des organes génitaux, qui entraînent presque toujours avec elles l'inaptitude temporaire ou définitive des facultés de la reproduction. Je ferai connaître, enfin, les moyens que j'emploie pour les combattre et les guérir.

Il y a certainement, dans ce vaste et intéressant sujet, matière à des développements qui exigeraient un gros volume. Mais le meilleur livre, aujourd'hui, privé des matériaux secondaires et étrangers à son sujet, pourrait être renfermé dans un article de journal. Nous condenserons nos matériaux dans cet espace.

§ III.

ANOMALIES CONGÉNITALES.

Vulve. — Les anomalies les plus fréquentes dans cet organe, sur nos espèces animales, sont les adhérences des grandes lèvres; elles peuvent être complètes ou partielles, suivant qu'elles intéressent une partie ou la presque totalité de leur étendue. Ces anomalies peuvent passer longtemps inaperçues, car rien ne les trahit à l'extérieur. L'adhérence est toujours interne, et laisse libre le bord externe des lèvres. Lorsqu'elle est complète, le repli de la muqueuse forme un obstacle qui descend en arrière du clitoris et du méat, en avant des petites lèvres. L'ouverture vaginale est hermétiquement close; lorsqu'elle est partielle, elle n'intéresse que la commissure supérieure. Le diamètre seul de l'orifice vaginal se trouve plus ou moins réduit.

Ces deux formes anomales coïncident ordinairement avec d'autres altérations de l'organe gestateur.

L'adhérence partielle est quelquefois isolée; sa gravité est moins grande alors; car elle ne présente aucun sérieux empêchement à la fécondation. Elle offre, dans la jument surtout, quelques difficultés pour le coït et pour la mise-bas. La déchirure des bords de la vulve en est la conséquence toujours inoffensive. La cicatrisation se fait avec rapidité.

Il importe, néanmoins, d'examiner avec le plus grand soin les grandes lèvres des femelles adultes que l'on veut élever, ou que l'on achète pour la reproduction. Il nous est arrivé, dans des conditions d'adhérence partielle ou d'étroitesse dans le diamètre vulvaire, des accidents graves dans le plafond vaginal pendant la mise-bas. Le parti le plus sage, lorsqu'on rencontre ces imperfections sur de jeunes adultes ou sur des élèves que l'on veut acheter, c'est d'éloigner les premières du troupeau et de s'abstenir pour les autres.

On ne confondra jamais avec la forme anomale les adhérences accidentelles provenant des déchirures des lèvres ou de plaies antérieures déterminées par la mise-bas. Celles-ci seront toujours faciles à reconnaître aux lignes blanches cicatricielles, plus ou moins régulières, qu'elles présentent. Que le doute existe ou non, il importe de pousser les investigations jusqu'au fond de la cavité vaginale. Il faut s'assurer, *cum manu*, qu'il n'y a ni étroitesse, ni brièveté trop grande du vagin, ni perforation vagino-rectale.

Clitoris. — L'atrophie et l'excès de développement de cet organe sont des anomalies graves Ma sollicitude sur la forme et le développement anomal du clitoris fut éveillée, au début de ma pratique, par la lecture des observations du docteur Rambaud, sur l'influence que ces mêmes anomalies exercent sur la stérilité de la femme. Depuis, j'ai cherché à apprécier leur valeur dans nos grandes femelles. Toutes les fois que j'ai dû acheter des génisses, des vaches ou des poulinières pour la reproduction, j'ai tenu le compte le plus sérieux de ces anomalies. Je dois ajouter que cette prudence, parfaitement justifiée par un grand nombre de faits rigoureusement recueillis, m'a procuré souvent de profondes et vives satisfactions, au point de vue de la science et de la clientèle.

Tour à tour affirmée et contestée dans l'espèce humaine, l'importance de ces anomalies dans nos grandes femelles domestiques ne me paraît point contestable. Si elles n'entraînent pas toujours la stérilité, elles exercent l'influence la plus fâcheuse sur la fécondité. J'ai vu un grand nombre de primipares dans l'espèce bovine présentant l'atrophie moyenne du clitoris devenir tout à fait réfractaires à la reproduction. J'ai observé la longueur de cet organe sur des poulinières qui n'ont porté que leur premier poulain. L'influence de ces deux anomalies s'exerce encore sur la gestation elle-même; sur ce que l'on pourrait appeler la *viabilité fœtale*.

Il y a, en effet, à côté des femelles hystériques et nymphomanes, une catégorie de vaches et de juments que je désigne sous le nom d'*avorteuses*. Elles n'ont pas plus de valeur pour la reproduction que les bêtes stériles ou infécondes; elles ne portent jamais leur produit à terme et ne sécrètent pas de lait, quelle que soit la durée de la gestation; elles sont fatalement marquées de l'une de ces deux formes anomales du clitoris, avec une plus grande vascularité de la muqueuse.

Ma conviction sur la valeur de ces anomalies ne repose pas sur quelques faits isolés, datant d'hier; elle est la conséquence d'une série d'observations qui remonte à l'année 1840, et qui embrasse un chiffre considérable de femelles de nos grandes espèces animales consacrées à la reproduction.

Dans l'*atrophie*, le clitoris, observé sur la jument, représente la forme d'un gros grain de sable, le plus souvent aplati, sans couleur tranchée, sec et légèrement rugueux au toucher, recouvert ordinairement par un repli de la muqueuse. Sur la vache, les caractères physiques sont à peu près identiques; mais l'organe n'est pas recouvert par le repli membraneux.

L'*hypertrophie* du clitoris observée sur la jument, ou la vache, donne à l'organe la forme et le développement d'une grosse framboise, rouge et mamelonnée comme ce fruit, tout à fait en saillie, large à sa base, molle, boursouflée, et présentant quelquefois les caractères d'un tissu pathologique très-variqueux, avec hypersécrétion permanente. L'érectilité du tissu est peu prononcée dans les deux anomalies; elle l'est davantage dans la deuxième forme.

Vagin. — Les anomalies congénitales du vagin sont rares dans nos animaux. J'ai rencontré sur quelques vêles, abattues pour la boucherie, l'obturation membraneuse, complète et incomplète, de la partie inférieure de l'organe; l'ouverture du vagin dans le rectum, et son cloisonnement incomplet.

Ces anomalies seraient très faciles à constater et à caractériser dans les femelles adultes. Le vétérinaire, consulté dans des cas de stérilité, ne doit donc jamais hésiter à explorer les organes sexuels, soit avec un spéculum, soit avec la main. L'opération ne présente ni difficulté ni péril. Il y a toujours un double avantage à la pratiquer. Le premier, c'est de constater une cause de stérilité ou d'infécondité, et de pouvoir donner un avis motivé au client. Le second, c'est de pouvoir combattre cette cause et de rendre à la reproduction une femelle qui, sans l'intervention intelligente du vétérinaire, eût été perdue à jamais pour ces fonctions. Il peut se présenter telle circonstance où le vétérinaire, par une opération très-simple, pourra donner une opinion élevée de sa valeur et de ses connaissances. Il serait fâcheux que, par défaut d'attention ou trop de précipitation, il perdît une pareille occasion de faire son devoir; car le succès, en pareille occurrence, est un véritable titre à la renommée.

Utérus. — Les anomalies congéniales de la matrice, des trompes et des ovaires, sont assez fréquentes. On retrouve, à peu de chose près, toutes celles qui ont été décrites par les auteurs et observées sur la femme. Les unes sont faciles à constater pendant la vie; les autres ne peuvent être dévoilées que par l'autopsie. Nous ne parlerons que des premières.

La plus fréquente, dans la vache surtout, est l'imperforation du col; elle peut être complète ou incomplète.

La première détermine toujours la stérilité, à moins que l'obstacle ne soit membraneux et limité à l'orifice. Dans ce cas, la membrane peut être divisée et l'obstacle détruit. Les chirurgiens de la femme pratiquent souvent avec succès cette opération. Je l'ai pratiquée moi-même sur plusieurs génisses adultes et sur plusieurs vaches n'ayant pas été fécondées. Je me sers d'une longue sonde munie à son extrémité d'un petit stylet. Il faut procéder à cette division avec une grande circonspection, car les moyens de reconnaître la gravité de cette anomalie et la nature de l'obstacle sur l'animal vivant ne méritent pas une confiance absolue. Ici, comme toujours en chirurgie, l'habitude du terrain, un peu de logique et de bon sens, secondent et font triompher souvent l'audace et le savoir. Je parlerai plus longuement de cette opération, du manuel et des instruments nécessaires, au chapitre IV, à l'occasion des *maladies accidentelles* du col.

L'imperforation incomplète n'est pas une cause d'infécondité; elle est fréquente et peut présenter quelque péril au moment de la mise-bas. Il n'est pas un praticien qui ne se soit trouvé en présence de cas de ce genre. Ils nécessitent l'emploi plus ou moins énergique du bistouri. Tous les auteurs qui ont écrit sur la dystocie vétérinaire ont donné des conseils sur ce cas pathologique. Ils n'ont pas distingué, il est vrai, l'anomalie congénitale de l'anomalie accidentelle. La première est grave. Lorsqu'on la rencontre sur une femelle qui a été saillie sans succès, on peut supposer qu'elle coïncide avec des altérations profondes dans l'utérus ou dans ses annexes. Le parti le plus sage, dans cette occurrence, consiste à consacrer la femelle au travail ou à l'engraissement. Quand elle est observée sur une primipare, au moment du part, le vétérinaire doit avoir pour objet la délivrance la plus prompte. Les débridements larges du col, dans tous les sens, avec le bistouri, peuvent seuls favoriser et mener à bien la mise-bas : sauver la mère et le produit.

Les autres anomalies congénitales de l'utérus, des trompes et des ovaires, qui ne peuvent être reconnues qu'à l'autopsie, entraînent la stérilité absolue; elles diffèrent peu, dans nos grandes femelles, de celles qui ont été décrites par les médecins de la femme. Au point de vue pratique, elles n'intéressent ni l'éleveur, ni le propriétaire, ni le vétérinaire.

Ce qui est utile à déterminer, c'est le grand nombre d'anomalies qui constituent un obstacle à la fécondation dans nos espèces; de signaler celles qui sont incurables et qu'il serait peu sage de soumettre à un traitement quelconque; enfin, de faire connaître celles qui peuvent être guéries par l'emploi intelligent des ressources de l'art. Nous venons de parler avec sobriété des unes; il nous reste à parler des autres.

§ IV.

ANOMALIES ACCIDENTELLES.

Les anomalies accidentelles qui peuvent faire obstacle à la fécondation de nos grandes femelles sont assez nombreuses. Nous ne parlerons ici que de celles que l'on rencontre le plus fréquemment et que l'on peut combattre avec succès. Nous comprendrons dans cette division, quoique cela ne soit point conforme à la valeur absolue des mots, quelques maladies aiguës et chroniques des organes de la génération. Nous dirons ensuite quelques mots sur les altérations de forme, d'état et de relations déterminées par les accidents, les mises-bas laborieuses et l'intervention brutale des accoucheurs. Ces diverses lésions jouent un rôle important dans l'infécondité ; elles échappent toujours à l'attention, si on ne se livre sur l'animal vivant à une exploration directe des organes génitaux.

On voit, par cet exposé, que nous ne voulons pas faire ici une étude complète des maladies de l'utérus et de ses annexes, dans nos grandes femelles domestiques. Ces affections ne présentent ni la même gravité, ni la même diversité, ni le même intérêt, que dans la femme. Nous ne parlerons, dans ce travail, que des formes les plus fréquemment observées dans notre pratique. Nous croyons qu'il y a tout avantage à ne parler et à ne décrire que ce que l'on a bien vu.

A. — Toutes les fois que la mise-bas a été longue et laborieuse, soit dans la vache, soit dans la jument, la parturition est toujours suivie de phénomènes inflammatoires intéressant et ayant pour siége la muqueuse utéro-vaginale. L'intensité de ces phénomènes locaux varie ; elle peut être suivie de congestion et de lésions dans la muqueuse et la musculeuse, qui atteignent la plus haute gravite. Ceci est l'exception. Le plus souvent, cette inflammation passe inaperçue; elle est suivie de sécrétions lochiales abondantes pendant une semaine ou deux environ. Puis ces sécrétions changent de caractère ; elles deviennent rares, moins liquides, adhèrent à la muqueuse, et finissent par la recouvrir comme une couche de vernis épais et mollasse.

Lorsque le vagin n'est pas exploré durant la période des sécrétions abondantes, l'affection suit sa marche ; l'inflammation ou la simple hypertrophie de la muqueuse ne se résout pas ; elle passe à l'état chronique, et contribue à modifier plus ou moins profondément les conditions physiologiques de la membrane. Cette maladie n'a aucun retentissement dans le domaine des grandes fonctions, et l'homme de l'art ne peut la constater qu'à la suite d'un cathétérisme méticuleux de l'organe. Cette exploration peut se faire avec la main ou avec le spéculum. La main introduite dans la cavité vaginale permet de constater le faible développement de la cavité, l'épaisseur de la muqueuse, rendue plus manifeste par une couche épaisse de mucosités agglutinées sur toute sa surface, assez difficiles à détacher. Le spéculum seconde mieux les appréciations de l'homme de l'art que la main la plus délicate ou la mieux exercée. Je me sers de l'instrument usité dans la chirurgie de la femme, modifié dans la longueur et le diamètre. Son introduction est facile, et tous les animaux en tolèrent l'application prolongée. Il suffit de bien disposer la lumière, pour juger les détails et l'ensemble de toute la cavité vaginale, et pour être fixé sur les indications nécessitées par son état.

Lorsque je suis consulté par un client sur les moyens de ramener la fécondité sur une femelle qui a été saillie infructueusement plusieurs fois, j'examine, très-attentivement, le vagin d'abord. Si la mise-bas est récente, l'introduction de la main me suffit le plus souvent. Quand plusieurs mois se sont écoulés, le spéculum présente de plus grands avantages. L'existence de l'affection dont nous parlons se trahit par l'agglutination d'une couche épaisse de mucosités sur toute la surface de la membrane. Lorsque cette couche de sécrétions, plus profonde dans le fond de la cavité, aux environs du museau de tanche, est soigneusement enlevée, la muqueuse apparaît sous la lumière du spéculum avec des rides très-nombreuses, très-épaisses, et la couleur blafarde des tissus infiltrés, mous et variqueux. Souvent ces rides et ces plissures sont adhérentes entre elles, saignent au moindre contact et montrent, sous l'épithélium enlevé avec le mucus, une vascularisation qui témoigne du caractère pathologique de la membrane. Je nettoie au moyen de douches tièdes émollientes toute la cavité. J'enlève avec la main les sécrétions qui se sont plus spécialement accumulées vers l'ouverture cervicale du col et dans les plissures de l'anneau. Je prescris l'application de quelques douches froides, et, s'il n'existe pas d'autres lésions, sept à huit jours après, la femelle peut être envoyée à l'étalon : elle sera fécondée.

La jument est moins disposée à cette affection que la vache : elle est assez fréquente, néanmoins, sur les poulinières communes et lymphatiques; elle présente les mêmes caractères, et succède toujours à l'état inflammatoire et hypertrophique de la muqueuse, consécutif à la mise-bas; elle est souvent déterminée dans la poulinière par le coït prématuré, lorsque celle-ci est ramenée à l'étalon neuf ou dix jours après le part. La même cause produit des effets identiques sur la vache. Quand cet acte, aussi irrationnel qu'inopportun, n'a pas d'autre résultat que d'aggraver l'état congestionnel de la membrane vaginale, c'est peu. Il complique ordinairement la situation, exagère l'état inflammatoire, produit des érosions sur la muqueuse, blesse le col et entraîne la chute de quelques caillots de sang. J'ai vu de véritables hémorrhagies, et des métrites de la plus haute gravité, succédant à des coïts prématurés, accomplis avec violence, compromettre souvent la vie de la femelle, presque toujours sa fécondité.

Pour les vétérinaires qui ont pu se rendre compte *de visu*, par l'autopsie, de l'état des organes génitaux, neuf et quinze jours même après le part, soit dans la vache, soit dans la jument, cette fâcheuse influence du coït prématuré ne saurait être mise en doute. Ce qui peut étonner à bon droit, c'est que les conséquences de cette pratique, assez habituelle en France, générale dans l'Orient, en Allemagne, en Angleterre, ne soient pas toujours extrêmement graves. Pour ma part, je n'hésite pas à lui attribuer la majeure partie des cas de stérilité qui frappent tous nos troupeaux.

On soumet partout au coït les femelles nouvellement délivrées, par la raison tout à fait spécieuse que, les voies étant ouvertes largement au lendemain presque de la mise-bas, la fécondation ne peut manquer de se produire. Cette erreur grossière s'est propagée comme beaucoup d'autres, à l'ombre de l'empirisme et de l'ignorance; elle continue, malgré les progrès de la science et la vive lumière jetée par la physiologie sur les fonctions de la génération, à régler la conduite des éleveurs, à recevoir l'approbation des directeurs des haras, de tous les étalonniers, des hommes les plus instruits et, le dirai-je, de nos confrères, plus spéciaux dans la question et plus éclairés encore!

On ne saurait donc le dire trop haut : il est matériellement impossible que la saillie accomplie *neuf ou quinze jours* après la délivrance, en dehors de *l'orgasme génital*, *l'état de rut ou de folie*, et avant que cette condition ne se soit naturellement ou artificiellement reproduite, puisse être suivie de fécondation. Ceci ne supporte pas de démonstration ni de preuve pour les hommes au courant de la science. Pour les autres, il suffit de dire : « Sans orgasme génital, il n'y a point d'ovule dans l'utérus, point de germe à féconder. »

D'autres causes s'opposent encore à la possibilité de la fécondation neuf ou quinze jours après la mise-bas. Les sécrétions abondantes, plus ou moins viciées, qui s'écoulent de la cavité utérine entraînent le sperme du mâle avec elles, en supposant qu'il ait franchi le col. De plus, les médecins de la femme avancent ce fait : que le fluide utéro-vaginal, plus ou moins acide ou alcalin, suivant le temps écoulé depuis la délivrance, tue tous les spermatozoaires. Courty en cite des exemples ; le docteur Donné rapporte des expériences qui les confirment. Il doit en être ainsi, *à fortiori*, dans nos grandes femelles, à cause des différences qu'elles présentent au point de vue de la position et de la direction des organes génitaux. La fécondation me paraît donc très-compromise à la suite d'un coït prématuré, soit par l'absence d'ovules dans l'utérus, soit par l'action mécanique ou chimique des sécrétions utéro-vaginales sur le sperme du mâle.

Ainsi, dans les conditions dont nous venons de parler, la saillie n'a d'autre résultat utile sur nos grandes femelles que de provoquer la réapparition prochaine des désirs vénériens. On pourrait l'obtenir sans l'intervention matérielle de l'étalon. Reste à décider si les provocations artificielles au rut, avant le retour des organes génitaux à leur état normal, ne présentent pas d'autres inconvénients et d'autres périls. Je n'hésite pas à blâmer encore ici toute sorte d'intervention hâtive. L'apparition du sentiment ou du besoin génésique librement exprimé est une des meilleures conditions que puisse souhaiter l'éleveur. Elle signifie que les organes sexuels ont subi la résolution la plus appropriée à une fécondation nouvelle ; elle est la preuve de la chute de l'ovule dans l'utérus, de l'intégrité fonctionnelle des ovaires : double condition indispensable à l'avenir de la reproduction.

Les vétérinaires doivent tenter de vaincre cette vieille habitude de la saillie trop rapprochée de la délivrance, héritage de l'ignorance et des préjugés ; pratique séculaire des éleveurs de l'Orient, qui l'ont importée parmi nous avec d'autres procédés bizarres et absurdes.

J'ai relevé dans des notes des chiffres nombreux à l'appui de l'influence fâcheuse qu'exerce cet acte prématuré, en dehors du besoin génésique librement exprimé par les femelles, sur leurs facultés de reproduction. Ces chiffres embrassent une période de plus de dix années d'observations sur un grand nombre de troupeaux de vaches et sur la presque totalité des juments poulinières dans le département de la Gironde. Ils sont très concluants en faveur d'une conduite plus rationnelle et plus scientifique. Éclairons donc les intéressés, détruisons jusque dans ses racines la fausse science, l'empirisme si fatal à l'humanité dans toutes les branches de son activité et à toutes les époques de son histoire.

Revenons à l'affection qui nous occupe. Ses débuts et sa marche échappent toujours à l'attention du propriétaire. L'absence presque absolue de soins et l'envoi des animaux dans les pâturages, presque au lendemain de la délivrance, favorisent le passage de la forme aiguë à la forme chronique et rendent presque inévitable l'infécondité à venir. En effet, les sécrétions forment des dépôts épais dans le creux annulaire, qui dissimulent complétement le pavillon du col. Elles forment sur la fleur épanouie un tampon résistant que ne peuvent ébranler ni les ablutions, ni les douches les plus énergiques. La main de l'homme peut seule réussir à débarrasser toute la membrane et principalement le périmètre du museau de tanche, de cette couche de glaires, organisées souvent à la manière des pseudo-membranes et présentant tous leurs caractères physiques.

L'opération est simple et facile. Elle exige de la patience, des mouvements doux et lents de la main, l'application délicate des doigts sur les parois de la muqueuse et au sommet des plissures et des rides. Quelques douches émollientes secondent et rendent plus commode l'œuvre du chirurgien. Lorsque tout est fini, on peut introduire le spéculum dans le vagin, afin d'apprécier si quelques ulcérations ou d'autres lésions existent aux environs du col ou sur tout autre point de la cavité. Dans ce cas, les indications thérapeutiques sont fort simples. Il suffit de badigeonner deux ou trois fois, à quelques jours d'intervalle, les parties malades avec un tampon imbibé de perchlorure de fer ou de teinture d'iode, affaiblis par l'addition d'un tiers d'eau.

B. — L'anneau qui forme la base du museau de tanche est souvent le siége de lésions assez graves. Le rôle qu'il joue dans la parturition, la position qu'il occupe, l'exposent tout à fait à des accidents, surtout lorsque la mise-bas est laborieuse et nécessite l'emploi d'instruments. Il arrive alors que la muqueuse est meurtrie, déchirée et profondément atteinte par les corps étrangers introduits dans le col. Après la mise-bas, si un traitement local n'est pas appliqué avec sollicitude, cette partie du vagin présente pendant longtemps des traces matérielles des violences qu'elle a subies. Il se produit autour des parties du col des petites végétations nombreuses, qui forment au devant de lui, avec le temps, un treillis presque infranchissable. Elles atteignent quelquefois de larges proportions. Elles présentent une certaine régularité et constituent un obstacle sérieux à la pénétration du sperme dans le col, et à la juste appréciation de l'état de son ouverture cervicale. Elles affectent des formes différentes. J'en ai rencontré de pédicellées à leur base, larges à leur extrémité libre, mobiles et flottantes dans le vagin. D'autres sont larges à leur base, pointues à leur sommet et recourbées du côté du col. D'autres sont maintenues dans un état d'adhérence réelle le long des plissures de l'anneau par de vieilles sécrétions épaisses et desséchées, cachent complétement la fleur épanouie et obstruent le pertuis du col.

Il est rare que ces excroissances affectent seulement le bord vaginal de l'anneau. Elles se développent également sur les plissures de la muqueuse du côté de l'utérus et constituent dans les parties antérieures du col le même obstacle sérieux à la pénétration dans la matrice. Dans les vieilles vaches, cette double production est constante. Il faut donc l'apprécier avec le sentiment des difficultés qu'elle présente au point de vue de la fécondité à venir du sujet, et baser là-dessus la conduite chirurgicale qu'on doit adopter.

Le spéculum est indispensable pour se rendre un compte exact de la disposition et de l'étendue de ces productions du côté du vagin.

Leur organisation diffère essentiellement de celle des végétations et des fongosités observées dans la femme sur la même région. Dans la vache et la jument, elles sont fermes, résistantes au toucher et peu vasculaires. Elles sont lisses sur toute leur surface, comme la muqueuse elle-même, d'où elles dérivent et dont elles ne sont qu'un prolongement accidentel. Ce n'est point à proprement parler un tissu pathologique. L'étiologie de ces végétations justifie cette opinion. On ne trouve pas, en effet, ces produits accidentels sur les femelles qui n'ont point été mères, ni sur celles qui ont eu dans le courant de leur carrière de reproductrices des mises-bas naturelles, exemptes de manœuvres obstétricales violentes. Cette particularité indique le mécanisme qui préside à leur formation. Durant les manœuvres prolongées des accoucheurs inhabiles, la muqueuse de l'anneau est fortement comprimée, profondément déchirée par le séjour des instruments auxquels ils ont recours. Les organes lésés n'étant l'objet d'aucun soin ultérieur, du moins dans la majeure partie des circonstances, il arrive que chaque solution de continuité produite sur la muqueuse devient le siége d'un travail local analogue à celui d'une véritable greffe. Chaque petit lambeau de la membrane va vivre bientôt de sa vie propre et constituer une languette isolée. Avec le temps, ces excroissances acquièrent un certain volume et constituent au-devant de la fleur épanouie et souvent de l'autre côté du col, dans la direction de l'utérus, comme une barrière qui assure l'impénétrabilité à la liqueur séminale du mâle.

Dans ces conditions, la faculté de reproduction se trouve très-sérieusement compromise, à moins que les végétations soient peu nombreuses, libres et flottantes du côté du vagin et qu'elles n'adhèrent pas entre elles ou avec la muqueuse au moyen d'une couche de vieilles sécrétions.

Quel que soit l'état de cette région, la nécessité d'intervenir est absolue, si l'on veut rendre possible une fécondation nouvelle. Les éventualités de la saillie ne sauraient être douteuses sans cela, et chaque jour perdu ne pourrait qu'ajouter encore à la gravité de la situation.

Les opérations dont M. Eléouet a entretenu les lecteurs du *Recueil* (novembre 1867) seraient ici complétement insuffisantes. Il s'agit de tout autre chose que de dilatation du col. La position des languettes ou des végétations dont nous venons de parler, les couches épaisses de mucus qui les fixent sur l'ouverture cervicale du canal ou de la voie utérine, rendraient stériles les tentatives conseillées et pratiquées par cet intelligent confrère. Si le chirurgien n'avait préalablement exploré la région avec le spéculum, il tâtonnerait longuement avant de toucher le point fixe sur lequel il convient d'exercer une pression pour produire la dilatation. D'ailleurs, dans les circonstances dont nous nous occupons, la dilatation simple, fût-elle obtenue, serait encore extrêmement infidèle. Nous l'avons expérimentée longtemps, sans succès, avant d'avoir recours à des moyens plus radicaux, appartenant au domaine de la chirurgie active.

Ces moyens consistent dans l'excision de ces productions, lorsqu'elles ont acquis une certaine dimension. J'ai pratiqué cette opération, d'abord avec une forme de bistouri à niqueter, à lame très-courte, convexe dans le centre; puis avec des ciseaux à lame courbe très-courte. L'emploi de ces deux instruments dans l'intérieur du vagin est assez facile. Je cautérise de suite les parties excisées avec un pinceau trempé dans le perchlorure de fer, la teinture d'iode ou le chlorure d'antimoine. Le spéculum est tout à fait indispensable pour cette dernière partie de l'opération.

Lorsque ces végétations ne constituent qu'un rebord irrégulier, des excroissances peu élevées au-dessus de l'anneau; qu'elles ne cachent pas et ne recouvrent que très-incomplétement le pertuis du col, je me borne à cautériser avec le fer rouge. C'est au début surtout de cette végétation de la muqueuse, deux mois environ après la mise-bas laborieuse, que j'ai recours à ce moyen très-efficace. Deux cautérisations, *larga manu*, suffisent pour détruire toute la série de bourrelets existants au pourtour de l'anneau. Cette opération est facile avec le spéculum, si l'on dispose bien sa lumière. Quant cet instrument est large à sa base, il embrasse dans son diamètre et éclaire très-bien toute la région sur laquelle le cautère doit porter.

Avant de se résourdre à l'emploi de ces moyens (excision et cautérisation), nous conseillons à nos confrères de s'assurer, comme nous avons l'habitude de le faire, que le canal du col est libre et qu'il n'offre pas dans son trajet un obstacle matériel quelconque. Dans ce dernier cas, toute la sollicitude du chirurgien devrait s'appesantir sur ce nouvel élément. Pour atteindre ce but, nous nous servons d'une longue sonde métallique, droite, d'un petit diamètre (25 millimètres). Elle est munie à 4 centimètres de son extrémité terminale de deux petites ailes ayant, lorsqu'elles sont ouvertes, la forme d'un entonnoir renversé. Elles sont élevées ou abaissées au gré du chirurgien, au moyen d'une pédale fixée près du manche de la sonde. Leur office consiste à arrêter la sonde, lorsqu'elle a pénétré dans le col à la distance réputée rationnelle pour obtenir le but poursuivi. L'anneau seul offrant des produits accidentels, il est inutile de pousser la sonde très-avant dans le col, quoique cette manœuvre soit inoffensive lorsqu'elle est faite avec patience et sagesse. Le sentiment de résistance est très-vite accusé, lorsqu'il existe. Dans ce cas, il convient, avant d'aller plus loin, de chercher à apprécier sa nature, son importance, et de peser, d'un côté, les éventualités que peut présenter une opération qui aurait pour but la destruction de l'obstacle; de l'autre, les avantages que le propriétaire pourrait en retirer.

S'il s'agit de conserver à la reproduction une vache ou une jument hors ligne, le vétérinaire ne doit point hésiter. L'amputation des languettes muqueuses sur le rebord vaginal de l'anneau et leur cautérisation ne présentent aucun danger. Celle-ci peut intéresser même le col, si cela paraît nécessaire. Cependant, il ne faudrait la pratiquer dans cette région qu'autant qu'on aurait acquis la certitude qu'elle peut ouvrir ici la voie obstruée par des obstacles d'une nature identique. L'opération serait stérile s'il n'en était pas ainsi. Le diagnostic est donc une condition préalable essentielle.

Les traitements ultérieurs après l'excision des excroissances, ou leur cautérisation, consisteront en douches d'eau émolliente tiède ou froide sur les parties malades. Lorsque la guérison sera parfaite, la femelle pourra être envoyée à l'étalon.

B. — L'anneau et la muqueuse peuvent être le siége de granulations, dont la position et le développement deviennent un obstacle très-sérieux à la fécondation. Je n'ai jamais observé ni sur le vivant ni sur le cadavre la forme pathologique décrite sous cette dénomination par les gynécologues de la femme. J'ai assez fréquemment observé sur des vaches phthisiques, tuées pour la boucherie, des masses tuberculeuses sur la fleur épanouie et de petits tubercules disséminés, donnant à la muqueuse vaginale l'apparence et le caractère granuleux. Ces productions existaient en même temps dans le col et dans l'utérus, à l'état de crudité. Leur composition, étudiée au microscope, m'a paru toujours identique avec celle des autres tubercules, observés sur le même sujet, dans le poumon. Subordonnée et consécutive à une forme morbide spéciale, l'apparition et la constatation de ces productions dans le vagin doit suffire. La destination de pareilles mères ne saurait être l'objet d'aucune discussion.

C. — L'occlusion accidentelle du col assez fréquente dans nos grandes femelles est presque toujours une lésion fort grave. Elle peut être complète ou partielle, suivant qu'elle intéresse tout le canal jusqu'à l'extrémité du col, ou une partie limitée de ce conduit. Quelquefois l'occlusion est superficielle et toute locale, affectant seulement la muqueuse à l'ouverture cervicale du col : d'autres fois tout le tissu est profondément affecté et présente tous les caractères de la dégénérescence.

Nous examinerons très-brièvement ces différentes lésions, qu'il n'est bien facile d'apprécier que sur le cadavre.

1° L'occlusion complète, *accidentelle*, est toujours la conséquence d'une mise-bas laborieuse, ayant nécessité des manœuvres obstétricales violentes. La muqueuse et la musculeuse profondément blessées ont été, après la mise-bas, le siége d'une inflammation grave, inaperçue, qui s'est résolue par la cicatrisation adhésive des surfaces malades.

Lorsque cette lésion n'intéressera que la membrane et que l'occlusion ne dépassera que de quelques lignes la marge de l'anneau de l'ouverture cervicale du col, il sera facile de tenter une opération pour rétablir l'intégrité de la voie utérine. Si la musculeuse participe à ces altérations, on peut, sans crainte de commettre une erreur, admettre l'existence d'une dégénérescence profonde des tissus, et s'abstenir de toute velléité chirurgicale ; non que le succès ne soit possible même dans ces conditions, mais parce que les animaux sur lesquels le vétérinaire est appelé à opérer ne présentent pas ordinairement une valeur suffisante, et qu'il est possible de les utiliser avec plus d'avantage et de certitude pour le travail ou pour la consommation publique, que pour la reproduction,

Le diagnostic différentiel de ces deux sortes de lésions est assez difficile à établir. Le toucher direct avec le doigt ou avec une sonde, aidé du spéculum; le toucher rectal et toutes les autres explorations ne donnent que des indications assez vagues. Cependant, lorsqu'un intérêt majeur en fait la loi au chirurgien, celui ci peut tenter d'ouvrir la voie. Voici comment j'opère en pareille occurrence et de quels instruments je me sers.

J'immobilise l'animal debout et le place dans l'impossibilité de ruer et de se déplacer; je nettoie très-exactement toute la cavité vaginale avec des douches. J'essuie avec un bâtonnet recouvert d'un linge le pourtour de la fleur épanouie. J'introduis le spéculum dans le vagin de manière à embrasser dans son diamètre postérieur et à éclairer le mieux possible la région du col. Une certaine pression exercée par le spéculum sur la marge de l'anneau découvre et ramène du côté de l'opérateur la partie cervicale du col par laquelle il faut pénétrer. On reconnaîtra facilement, si la lumière est convenable, le point qu'il faut attaquer, à sa couleur nacrée et aux caractères bien tranchés des tissus de cicatrisation. J'introduis ma sonde à stylet et la porte directement sur la partie centrale du tissu cicatriciel et du col. J'ouvre par une légère pression de la pédale les petites ailes de la sonde. Je pousse la sonde en avant avec prudence et lenteur. A la difficulté que j'éprouve, au cri que j'entends, je ne tarde pas à reconnaître que mon instrument traverse des tissus dégénérés. L'absence de bruit m'indique que je n'ai affaire qu'à un diaphragme de peu d'épaisseur. Je m'arrête toujours lorsque l'instrument ne rencontre plus de résistance, ou bien lorsque les petites ailes m'apprennent que j'ai franchi la mesure de 4 centimètres qu'elles indiquent.

Je retire mon instrument. Si quelques gouttes de sang pénètrent dans le spéculum, je reconnais que l'obstacle était membraneux. Dans ce cas, je cautérise le tissu divisé avec un pinceau chargé d'azotate d'argent pulvérisé. Je cautérise au fer rouge lorsque les tissus sont dégénérés.

Le danger de cette opération n'est pas grand. Je supprime les détails d'une description méticuleuse, parce que, m'adressant à des hommes familiers avec les règles d'une bonne chirurgie, ils occuperaient ici une place trop importante. Toutes les fois qu'il s'agira d'une vache, par exemple, l'erreur dans la direction de l'instrument n'aurait pas de conséquences très fâcheuses. La boucherie pourrait recevoir la victime après l'insuccès chirurgical et l'utiliser pour l'alimentation. Quant aux juments, à celles de pur sang surtout, il serait imprudent de tenter cette opération sans indication bien déterminée. Le moindre écart du stylet auquel on doit donner la direction horizontale, pourrait atteindre en haut le rectum, en bas la vessie, et donner naissance à des accidents graves. La règle essentielle, c'est d'être maître de son instrument. de procéder avec circonspection, de s'arrêter, de recommencer, et d'éclairer sa conscience et son jugement par tous les moyens que l'on a à sa disposition.

Après l'opération et la cautérisation, il convient de surveiller attentivement les parties opérées, afin d'empêcher le retour d'une cicatrisation adhésive, presque inévitable. La cautérisation par le fer rouge peut être encore nécessaire. On obtiendra de très-bons résultats de l'application d'un pessaire, analogue à ceux employés dans la médecine humaine, pour obtenir la dilatation du col et la guérison des lésions locales. On peut d'ailleurs fixer à demeure la sonde munie de son pinceau, recouvert d'une toile fine imbibée d'une solution médicamenteuse.

Douze jours de soins intelligents et d'une surveillance rigoureuse sont indispensables pour la confirmation de la guérison. On ne devra envoyer la femelle à l'étalon qu'après avoir acquis la certitude que la voie utérine est parfaitement rétablie et à l'abri de tout travail nouveau de cicatrisation adhésive ou de dégénérescence.

2° L'occlusion partielle peut intéresser également la muqueuse isolée, la muqueuse et la musculeuse de l'anneau et du col. Dans ces deux cas, l'ouverture du col demeure plus ou moins libre. Ces deux lésions *accidentelles* sont produites par les mêmes causes qui déterminent l'occlusion complète. Leur action a été moins prolongée et moins intense.

La première de ces deux lésions, celle qui frappe la muqueuse isolée, sur une petite étendue, ne présente pas de gravité. Elle pourrait nuire à la facile introduction des éléments fécondants du sperme dans le col, si l'adhérence cicatricielle avait eu lieu de bas en haut et formait comme un diaphragme perpendiculaire, à peine ouvert dans les parties supérieures. L'appréciation très-exacte de cette lésion peut être obtenue par le toucher direct et au moyen du spéculum. La division de ce repli membraneux avec le bistouri courbe, boutonné, est chose facile. L'application d'un pessaire à demeure pendant quelques jours favorise la guérison. Cette petite opération ne nous paraît indiquée, dans l'espèce, que lorsque la femelle a été saillie plusieurs fois sans succès.

L'adhérence partielle de la muqueuse et de la musculeuse sur une certaine étendue de l'anneau et du col est toujours accompagnée d'une dégénérescence des tissus. Cette lésion est facile à apprécier par le toucher direct et par le spéculum. Elle a pour conséquence immédiate le retrécissement du col dans l'étendue qu'elle occupe. En général, elle n'exerce aucune influence sur la fécondation. Elle présente quelque gravité au moment de la parturition. Dans les conditions naturelles de gestation, lorsque cette lésion existe, le fœtus ne peut être expulsé de la cavité utérine sans le secours du chirurgien. Tous les vétérinaires ont eu l'occasion de faire des accouchements et de rencontrer cette complication. Il faut se hâter de débrider largement dans l'épaisseur du tissu pathologique et amener promptement le jeune produit. Je n'ai jamais éprouvé d'accident lorsque j'ai pu débrider à propos et au début des efforts expulsifs de la mère. L'hémorrhagie dont les auteurs de la médecine humaine menacent les accoucheurs n'est point à redouter, ni dans la vache ni dans la jument, à la condition que l'action du bistouri n'aura pas dépassé la limite du tissu dégénéré.

M. Raynard, dans son livre de la parturition, mentionne l'oblitération congénitale et accidentelle comme des cas extrêmement rares dans nos grands animaux. Il accuse les vetérinaires allemands d'avoir confondu ces lésions avec l'oblitération provenant de l'agglutination des parois de l'anneau et du col.

M. Raynard s'est évidemment trompé. L'oblitération congénitale, que nous appelons *tératologique* et dont nous avons parlé au § III, pourrait fournir le texte de nombreuses observations sur la vache surtout. Quant à l'occlusion accidentelle, complète ou partielle, on la trouve fréquemment sur toutes les primipares et en général sur toutes les femelles qui ont eu des parturitions difficiles, ayant exigé des manœuvres obstétricales malhabiles, longues et violentes.

La prudence élémentaire conseille au vétérinaire chargé des soins d'un troupeau ou d'un haras, de signaler les femelles qui ont eu des parturitions difficiles; de les visiter avant de les soumettre à de nouvelles saillies; de surveiller l'état des organes de la génération de manière à éviter tous les mécomptes attachés d'ordinaire à l'incurie qui accompagne la mise bas. En dehors de cette sollicitude, il y a dans cet ordre de faits la menace des plus graves échecs pour l'accoucheur, lorsqu'il interviendra dans les délivrances à venir.

§ V.

Nous nous arrêtons à ce point de notre étude, négligeant intentionnellement une forme intéressante d'anomalies accidentelles qui occupe une des principales places dans la gynécologie humaine. Nous faisons allusion aux tumeurs du vagin et de l'utérus, dont l'importance est si grande dans la vie de la femme. Dans nos espèces domestiques, toutes les tumeurs utéro-vaginales sont extrêmement rares. Nous avons examiné sur les animaux vivants et sur des cadavres plus de deux mille cinq cents organes génitaux appartenant soit à la vache abattue pour la boucherie, soit à la jument morte de maladie ou victime de l'industrie des sangsues, qui a fait tant de victimes dans la Gironde. Ceux de la jument ne figurent, dans ce chiffre, que pour trois cent dix environ. Sur ce grand nombre de faits nécroscopiques, extrêmement féconds en observations anatomo-pathologiques, que nous publierons certainement un jour, nous avons enregistré neuf cas de tumeurs de nature différente. Cette forme de lésions, très-rare, mérite donc à peine une mention dans ce mémoire; mais elle offre au point de vue de la pathologie comparée un intérêt précieux, et nous ferons de ces entités morbides l'objet d'une prochaine communication.

Il ne nous reste plus, après avoir de nouveau rappelé les limites restreintes que nous nous sommes imposées, qu'à résumer en peu de mots les points saillants de notre travail.

1° Il existe des causes d'infécondité nombreuses et de stérilité dans nos femelles domestiques qui peuvent être appréciées et combattues avec succès, au moyen d'opérations et de soins n'entraînant pas de grandes dépenses.

2° Certaines altérations de forme et d'état déterminent fatalement l'inaptitude à la reproduction. Accidentelles ou congénitales, ces lésions sont toujours accompagnées d'infécondité et de stérilité.

3° Les organes génitaux de nos femelles domestiques sont frappés de diverses maladies plus ou moins graves qui peuvent déterminer l'infécondité momentanée. Ces affections sont, en général, susceptibles d'une guérison rapide.

4° L'étiologie de la majeure partie de ces accidents et de ces affections avait échappé jusqu'à ce jour aux éleveurs. Nous appelons leur plus sérieuse attention sur elles. En matière d'infécondité, l'intervention du vétérinaire peut profiter à leurs intérêts autant qu'aux progrès de la science et de l'économie rurale.

5° Nous avons signalé (et nous insistons de nouveau sur ce point) comme une des causes les plus fréquentes et les plus graves de la cessation des fonctions de la reproduction, l'habitude de conduire prématurément la femelle à l'étalon. Nous insistons auprès de tous nos confrères pour qu'ils combattent énergiquement cette pratique fatale et surannée.

Les règles à observer dans la présentation à l'étalon de la femelle récemment délivrée ou ayant avorté, sont indiquées par l'état des organes de la génération. Lorsque la délivrance s'est opérée sans l'intervention de l'accoucheur, la résolution de l'état congestionnel et des lésions utéro-vaginales a lieu dans l'espace de vingt-cinq à trente jours. Elle est plus longue lorsque le travail a été difficile et a nécessité l'emploi des instruments. En principe, il ne faut ramener la nouvelle délivrée à l'étalon que lorsqu'elle le sollicite elle-même par l'apparition des désirs génésiques librement exprimés.

6° Nous engageons tous nos confrères et les éleveurs à proscrire de la reproduction les femelles que j'ai désignées sous le nom d'*avorteuses*.

parce qu'elles ne portent jamais à bien le produit de la gestation. Ce sont le plus souvent les plus belles vaches et juments des exploitations rurales. Elles sont très-reconnaissables à certains caractères anatomiques, à quelques anomalies, et un examen approfondi peut les signaler à un connaisseur et plus facilement encore à un homme versé dans la science de l'anatomie et de l'extérieur.

Nous terminons en appelant la sérieuse attention des vétérinaires sur le cathetérisme des organes génitaux dans nos espèces domestiques. Ils trouveront fréquemment dans cette pratique des occasions précieuses de servir la science, leur renommée et leurs intérêts.

21183 Paris. — Typographie de RENOU et MAULDE, rue de Rivoli, 144.

www.ingramcontent.com/pod-product-compliance
Ingram Content Group UK Ltd.
Pitfield, Milton Keynes, MK11 3LW, UK
UKHW020522180726
13839UKWH00005B/2249